Herrn Prof. Dr. H. U. ZOLLINGER danke ich sehr für die Überlassung des Themas, die wertvollen Anregungen und die freundliche Hilfe.

ISBN 978-3-662-23268-2   ISBN 978-3-662-25297-0 (eBook)
DOI 10.1007/978-3-662-25297-0

Sonderdruck aus
„Zeitschrift für die gesamte experimentelle Medizin", Bd. 133, S. 270—284 (1960)

© Springer-Verlag Berlin Heidelberg 1960
Ursprünglich erschienen bei Springer-Verlag/Berlin - Göttingen • Heidelberg 1960

Aus dem Pathologischen Institut des Kantonsspitals St. Gallen
(Chefarzt: Prof. Dr. H. U. ZOLLINGER)

Morphologische Spätveränderungen und nephrotisches Syndrom nach einseitiger Nierenvenendrosselung bei der Ratte*

Von

MARTIN MANN

Mit 11 Textabbildungen

(Eingegangen am 29. März 1960)

---

* Dem Schweizerischen Nationalfonds zur Förderung der wissenschaftlichen Forschung danken wir für die Unterstützung dieser Arbeit.

«Dans plusieurs cas de néphrite albumineuse j'ai vu les veines rénales occupées par des concrétions fibrineuses ...» schreibt RAYER 1839 in seinem «traité des maladies des reins». Seither sind zahlreiche Arbeiten erschienen, die sich mit dem Problem ,,Nierenvenenthrombose — nephrotisches Syndrom" befaßten. Beim Kleinkind werden Nierenvenenthrombosen relativ häufig beobachtet; sie sind hier sehr gefürchtet, da sie infolge der meist raschen Entwicklung praktisch immer zur vollständigen, hämorrhagischen Infarzierung der Nieren führen. Beim Erwachsenen sind Thrombosen der Nierenvenen oder ihrer Äste dagegen selten; wenn sie sich langsam entwickeln, kann es zur Ausbildung eines nephrotischen Syndroms kommen (POLLAK et al., STAEMMLER, ARNOLDT et al., HASSON et al., HARRISON u. STEINER, MILLIEZ et al., SARRE). Beim Hund und beim Kaninchen untersuchten BUCHWALD u. LITTEN 1876 die morphologischen Veränderungen nach totaler Nierenvenenligatur. Zahlreiche spätere Versuche dienten vor allem dem Studium der funktionellen Veränderungen nach Nierenvenendrosselung (ROWNTREE et al., SELKURT et al., PEDERSEN, BELL, FRIEDBERG). Die morphologischen und funktionellen *Früh*veränderungen nach einseitiger Nierenvenendrosselung beim Kaninchen bzw. bei der Ratte beschrieben kürzlich LAGRUE et al. und OMAE et al.

In der vorliegenden Arbeit untersuchten wir in erster Linie das morphologische *Spät*bild nach einseitiger subtotaler Ligatur (Drosselung) der Nierenvene bei der Ratte. Zur Untermauerung der Befunde wurden bei einem Teil der Tiere chemische Untersuchungen herangezogen. Die Nephrose beruht auf einer Permeabilitätsstörung der Glomerula, die prinzipiell auf mindestens 2 verschiedenen pathogenetischen Wegen zustande kommen kann: einerseits infolge einer unterschwelligen entzündlichen

Schädigung der Glomerulumschlingen (z. B. die sog. genuine Lipoidnephrose) und andererseits als Ausdruck einer toxischen (z. B. Hg-Lipoidnephrose, ZOLLINGER) oder toxisch-infiltrativen (Dysproteinämie) Läsion der Capillaren des Glomerulum. Unsere Arbeit soll zeigen, daß eine pathologisch-anatomische Nephrose bzw. ein nephrotisches Syndrom auch als Folge einer hypoxischen Schädigung der Schlingen auftreten kann.

Methodik

Bei durchschnittlich 300 g schweren männlichen 5—12 Monate alten Ratten wurde in Narkose der Blutabfluß aus der linken Niere nach folgender Technik gedrosselt:

Nach Eröffnung des Abdomens wird der linke Nierenhilus dargestellt. Zwischen der Niere und den Einmündungen der Vena suprarenalis und Vena spermatica wird ein Faden um die Nierenvene und einen längs neben die Vene gelegten Mandrin geschlungen und geknotet. Anschließend wird der Mandrin aus der Schlinge herausgezogen, die Niere in ihre ursprüngliche Lage zurückgebracht und die Wunde in üblicher Weise verschlossen. Für die Ligatur eignete sich am besten ein etwa 0,2 mm dicker Zwirnfaden; die Durchmesser der verwendeten Mandrins lagen zwischen 0,4 und 0,8 mm. Wegen der oft sehr feinen topographischen Verhältnisse operierten wir unter lupenmikroskopischer Kontrolle.

Insgesamt standen 85 Tiere im Versuch; von diesen starben 10 während oder kurz nach der Operation (Gefäßwandblutung am Nierenhilus bzw. Narkosefehler). Die übrigen 75 Tiere lassen sich in 2 Gruppen teilen:

1. *Einfacher Versuch*. Partielle einseitige Nierenvenenligatur. Beobachtungszeit 1—8 Monate (17 Tiere 1—1½ Monate, 29 Tiere 7½—8 Monate).

2. *Kontralaterale Nephrektomie* 2—2½ Monate nach der subtotalen Ligatur der linken Nierenvene (29 Tiere). Anschließend Kontrolle über maximal weitere 2 Monate.

2—4 Tiere jeder Gruppe wurden zum Studium des Verlaufs vorzeitig getötet. — Mittels der Methode von BYROM u. WILSON führten wir regelmäßig plethysmographische Blutdruckmessungen am Schwanz der leicht narkotisierten Ratten während der ersten 1½ Monate wöchentlich, später mindestens monatlich 1mal, nach der kontralateralen Nephrektomie zeitweise täglich durch. Urinuntersuchungen qualitativ auf Eiweiß (Esbach-Probe), mikroskopisch auf Zellen und Kristalle (auch doppelbrechende), p_H-Reaktionsbestimmung mit Lakmuspapier. Bei beinahe allen Tieren wurde unmittelbar nach der Tötung und nach der Kontrolle des Körpergewichtes eine Blutentnahme zur Bestimmung der Werte für Gesamteiweiß, Rest-N und Cholesterin gemacht. Mittels Papierelektrophorese konnten bei einer größeren Anzahl von Tieren die verschiedenen Fraktionen der Serumeiweiße getrennt werden[1]. Die Gewichte von Nieren und Herz wurden genau bestimmt. Organfixation: Formalin. Histologische Färbungen: HE, van Gieson und PAS.

Ergebnisse

Da die aufgetretenen Veränderungen bei den beiden Gruppen nicht grundsätzlich verschiedener Art sind, können sie hier gesamthaft mitgeteilt werden. Interkurrent gestorben sind 9 Tiere an Urämie am 4. oder 5. Tag nach der kontralateralen

---

[1] Herrn BERNEGGER, Cheflaborant des medizinisch-chemischen Zentrallaboratoriums des Kantonsspitals St. Gallen, danken wir für die bereitwillig durchgeführten Untersuchungen.

Nephrektomie. Die gedrosselte Niere war bei allen diesen Tieren deutlich geschrumpft; bei einzelnen fand sich reichlich Ascites. Nur bei diesen 9 Tieren hatte das Körpergewicht deutlich abgenommen (durchschnittlich um 12,5%), alle anderen Tiere zeigten eine dem jeweiligen Alter entsprechende Gewichtszunahme von 2,5—8% pro Monat. Ödembildung ließ sich jedoch nie feststellen.

Die Gewichtsverminderung der gedrosselten Niere betrug im Mittel 16%; bei $^1/_3$ aller Tiere (mit oder ohne kontralaterale Nephrektomie) entwickelte sich auf der

Tabelle 1. *Durchschnittliche Veränderung des Nierengewichts*

	Gedrosselte Niere (links)		Nicht gedrosselte Niere (rechts)	
	NG in % des KG	Veränderung des NG in %	NG in % des KG	Veränderung des NG in %
Normal[1]	0,38	—	0,38	—
Total der Versuche	0,32	—16	0,46	+24
Fälle mit deutlicher Schrumpfniere ($^1/_3$ der Versuche)	0,07	—81	0,48	+26
Fälle ohne Schrumpfniere, mit kontralateraler Nephrektomie ($^1/_3$ der Versuche)	0,50	+32	0,43	+13
Fälle ohne Schrumpfniere und ohne kontralaterale Nephrektomie ($^1/_3$ der Versuche)	0,36	—5	0,46	+21

NG Nierengewicht, KG Körpergewicht.
[1] Nach CASTER et al.

Seite der Venendrosselung eine eigentliche Schrumpfniere mit einer Gewichtsabnahme von durchschnittlich 81%. Diese starke Gewichtsverminderung war bereits nach 1½ Monaten feststellbar, sie änderte sich während der weiteren Versuchszeit kaum mehr. Nach der kontralateralen Nephrektomie zeigten die Tiere, welche nicht wegen Urämie ad exitum gekommen waren, eine deutliche Hypertrophie der gedrosselten Niere (Zunahme des Nierengewichts um 32%). Bei den übrigen Tieren hat das Gewicht der gedrosselten Niere um durchschnittlich 5% abgenommen (Tabelle 1).

Makroskopisch fällt neben der deutlichen Verkleinerung der gedrosselten Niere die blasse, leicht bräunliche Tönung der meist glatten Oberfläche auf (Abb. 1). Bei den Schrumpfnieren bestand häufig an einem Pol ein kleinerer weißlich-gelber, teils verkalkter Bezirk (Abb. 2). Die Schnittfläche ist blasser als auf der Gegenseite und etwas undeutlich gezeichnet.

Histologische Veränderungen der gedrosselten Niere. Auf den ersten Blick scheint das Parenchym der geschrumpften Niere beinahe nur noch aus den gut erhaltenen Glomerula zu bestehen. Auffällig ist ferner die ausgesprochene Atrophie der Papille (Abb. 3). Die Tubuli des Marks und besonders der Papille sind oft hochgradig dilatiert, wobei das Epithel der Sammelröhrchen und der Mittelstücke deutlich abgeflacht ist. Meist ist das Lumen mit kollagenen, PAS-roten Cylindern vollständig angefüllt (Abb. 4). Die Rindenkanälchen sind zusammengedrängt und oft ebenfalls stark atrophisch, ihr Epithel abgeflacht, das Lumen jedoch verengert (Abb. 5).

Das im HE-Präparat blaß-eosinophile Cytoplasma ist meist homogen, nur an ganz vereinzelten Stellen lassen sich mit der Sudan-Färbung mittelgroße Fettropfen in Sammelröhrchen und Hauptstücken feststellen. Doppelbrechende Kristalle lassen sich jedoch auch hier nicht nachweisen. Die Zellgrenzen der Hauptstücke sind knapp

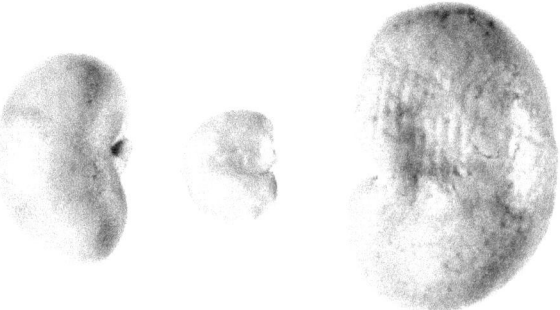

Abb. 1. Hochgradig geschrumpfte, venös gedrosselte Niere (Mitte). Rechts: Nicht gedrosselte kompensatorisch hypertrophierte Niere. Links: Normal große Niere

zu erkennen, die Färbung der unveränderten Kerne ist deutlich. An einzelnen Stellen ist die Basalmembran der Hauptstücke verdickt.

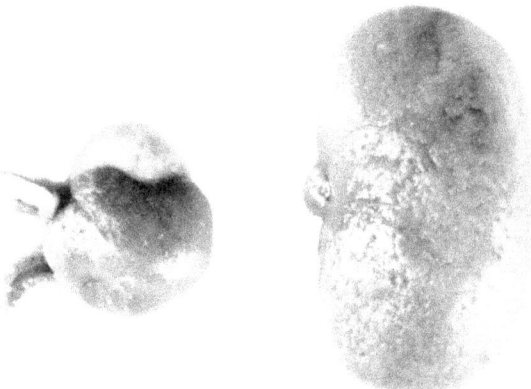

Abb. 2. Alter hämorrhagischer Infarkt am oberen Pol der venös gedrosselten Niere. Kompensatorische Hypertrophie der gegenseitigen Niere (rechts)

Die Glomerula sind groß, ihre Schlingen auffallend weit (sie erscheinen oft blutarm, da die Tiere ausgeblutet sind). Infolge der tubulären Atrophie liegen die Glomerula dichter zusammen (Abb. 6). Meistens sind die Kapselräume sehr weit und leer, nur in einzelnen Glomerula enthalten sie PAS-positive homogene Massen. In der PAS-Färbung werden die typische Schwellung des intercapillären Mesoangiums sowie die charakteristische Verdickung der Basalmembran der Schlingen sichtbar (Abb. 7). Beide Veränderungen haben herdförmigen Charakter und betreffen besonders häufig die sich vom Gefäßpol aus fingerförmig verzweigenden Anteile;

doch sind sie oft auch an den Schlingenpolen lokalisiert. Aufsplitterungen der Basalmembranen können nicht festgestellt werden. Die Deckzellen sind oft deutlich vergrößert. Das Epithel der Bowmanschen Kapsel ist unverändert.

Das Interstitium ist durch ein chronisch-sklerosierendes Ödem verbreitert; außerdem ist es oft teils mehr herdförmig, teils mehr diffus, locker lymphocytär oder

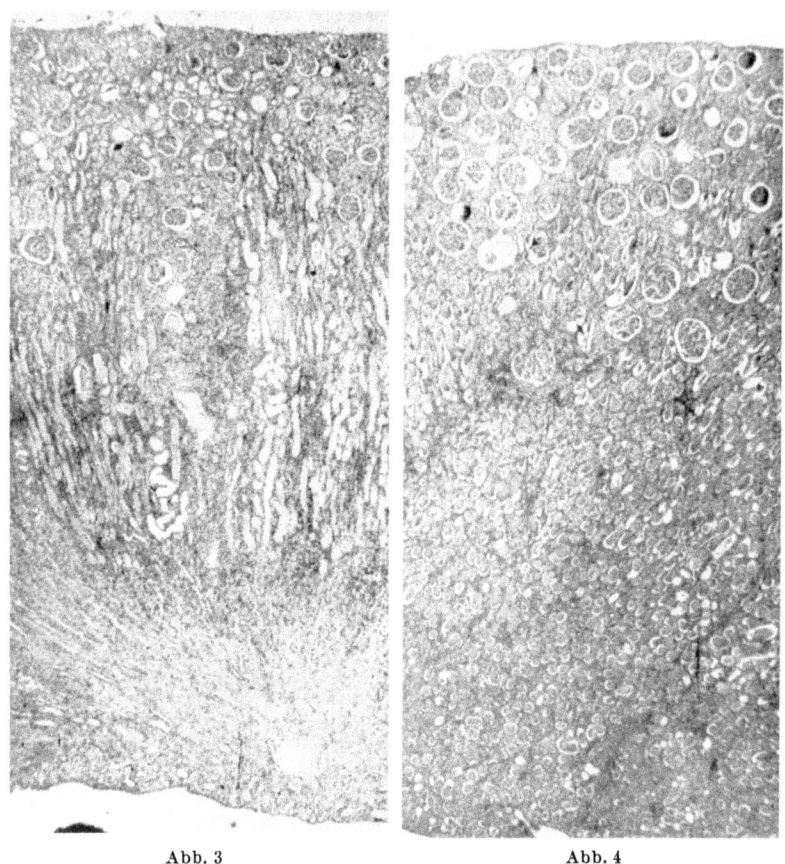

Abb. 3   Abb. 4

Abb. 3. Chronisch-sklerosierendes Papillenödem mehrere Monate nach Nierenvenendrosselung

Abb. 4. Dilatierte, mit Eiweißcylindern angefüllte Markkanälchen. Glomerula groß und gut erhalten, dicht beieinander liegend (mehrere Monate nach Nierenvenendrosselung)

lymphoplasmacytär durchsetzt. Während die Arterien und Arteriolen keine Veränderungen erkennen lassen, fällt auf, daß die Venen meist sehr deutlich dilatiert sind. Ihre Wand ist unverändert.

Die beschriebenen histologischen Veränderungen sind besonders deutlich ausgeprägt in den Schrumpfnieren, finden sich aber auch in den nur wenig verkleinerten Nieren. Sie sind bereits 1½ Monate nach der Venenligatur sichtbar, werden aber im Verlaufe der nächsten Monate und besonders nach erfolgter kontralateraler Nephrektomie deutlicher.

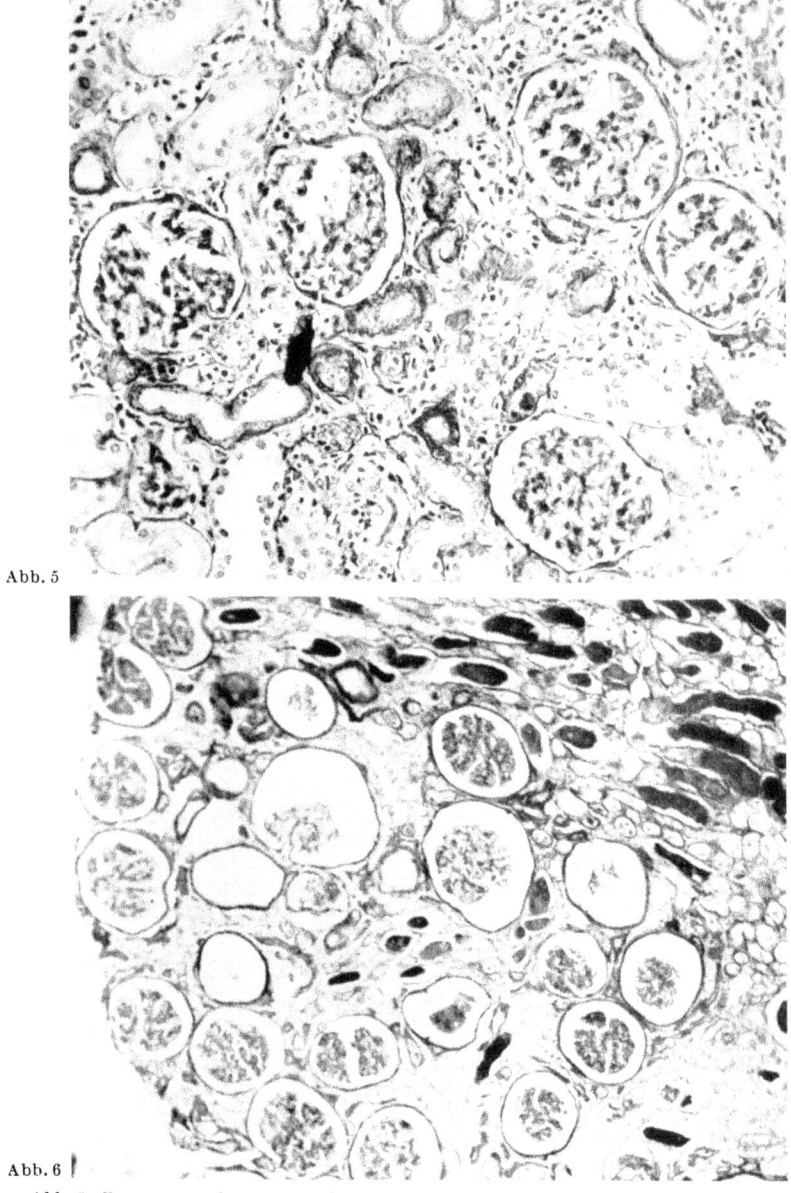

Abb. 5
Abb. 6

Abb. 5. Zusammengedrängte, stark atrophische Rindenkanälchen. Dazwischen große, in der HE-Färbung zart erscheinende Glomerula

Abb. 6. Dicht beieinanderliegende, große Glomerula mit auffallend weitem Kapselraum. Tubuli teils dilatiert und mit Eiweißcylindern angefüllt. PAS-Färbung

Die makroskopisch festgestellten weißlich-gelben Bezirke an den Polen einzelner Schrumpfnieren erweisen sich mikroskopisch als alte hämorrhagische Infarkte, die aus hyalinisiertem Bindegewebe und mit Hämosiderin beladenen Histiocyten bestehen.

Die nicht gedrosselten kontralateralen Nieren sind mikroskopisch unverändert.

3 Tiere, welche 2½ Monate nach der kontralateralen Nephrektomie getötet wurden, zeigten in den gedrosselten Nieren subakut entzündlich veränderte Glomerulumschlingen. Mindestens die Hälfte aller Glomerula ist stark vergrößert. Ihre Schlingen sind plump, grob gelappt, teils miteinander, teils mit der Bowmanschen Kapsel verbacken und füllen beinahe den ganzen Kapselraum aus. In den Capillaren

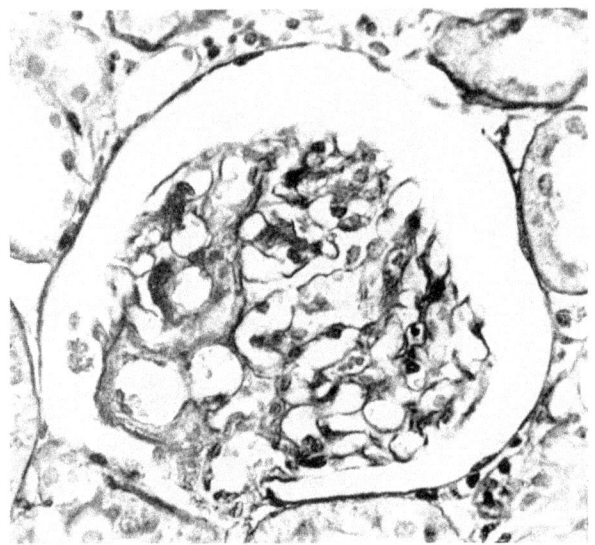

Abb. 7. Glomerulonephrose nach chronischer Nierenvenendrosselung: Herdförmige Schwellung des intercapillären Mesoangiums und Verdickung der Basalmembran einzelner Schlingenanteile. Zum Teil auffallend weite Capillarschlingen. Bowmannsche Membran zart, Kapselraum verbreitert. PAS-Färbung

finden sich reichlich Erythrocyten und PAS-positive homogene Massen. Die Endothelzellen sind stark vergrößert und vermehrt, ihre Kerne deutlich geschwollen. Mitosen sind jedoch selten. Die Basalmembran ist stark verquollen. In den spaltförmigen Resten des Kapselraumes finden sich reichlich PAS-positive homogene Massen. Proliferationen der Bowmanschen Kapsel sind ausgesprochen spärlich. Halbmondbildungen fehlen. Die Tubuli sind meist stark ausgeweitet und angefüllt mit PAS-positiven homogenen Cylindern. Einzelne Hauptstückzellen zeigen ein geschwollenes, wenige hyaline Tropfen enthaltendes Cytoplasma, meist sind die Tubulusepithelien aber abgeflacht, ihr Cytoplasma homogen. Das geringgradig fibrös verbreiterte Interstitium weist vereinzelte kleine, lockere lymphoplasmacytäre Infiltrate auf. Die Venen und Capillaren sind dilatiert; die Wand der Gefäße ist unverändert (Abb. 8). Diese Veränderungen entsprechen im Gesamten dem für die Ratte typischen Bild der (intracapillären) subakuten diffusen Glomerulonephritis, wie sie sich nach Injektion von nephrotoxischem Serum einstellt (sog. Masugi-Nephritis, WAGENHÄUSER u. a.). Die nicht gedrosselten gegenseitigen Nieren dieser 3 Tiere sind mikroskopisch unverändert (Abb. 9).

Physiopathologische Befunde. Gegen Ende des 1. Monats nach der Venendrosselung war die im *Urin* ausgeführte Esbachsche Probe meist leicht positiv. Im Laufe

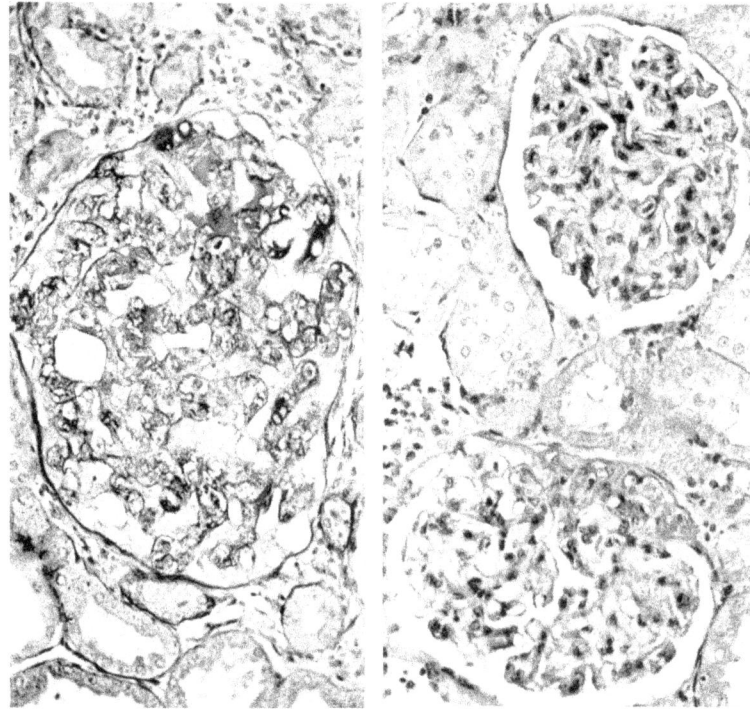

Abb. 8

Abb. 9

Abb. 8. Spontan aufgetretene, subakute intracapilläre Glomerulonephritis mehrere Monate nach Nierenvenendrosselung. Stark vergrößertes Glomerulum mit plumpen, miteinander oder mit der Bowmanschen Kapsel verbackenen Schlingen. Vermehrte und vergrößerte Endothelzellen. PAS-Färbung

Abb. 9. Nicht gedrosselte Niere des gleichen Tieres wie Abb. 8. Nicht vergrößerte, vollständig zarte Glomerula. PAS-Färbung

der folgenden Monate wiesen aber fast alle Tiere eine sehr massive Proteinurie auf. Bei der mikroskopischen Untersuchung des stets sauren Urins fanden sich häufig Sargdeckelkristalle, dagegen keine Zellen oder doppelbrechende Substanzen. — Die Werte für das *Gesamteiweiß im Blut* bewegten sich an der unteren Grenze der Norm; in Einzelfällen waren sie aber eindeutig vermindert (bis 4,5 g-%). Während 1½ Monate nach der

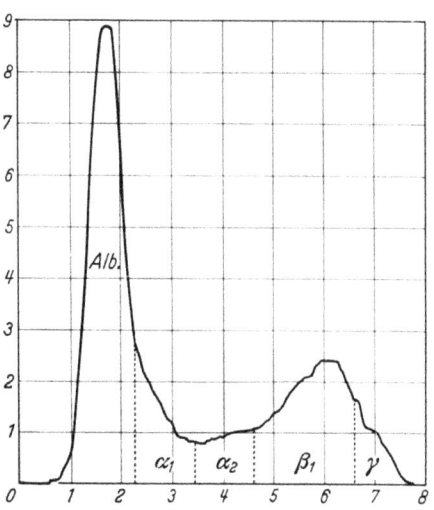

Abb. 10. Praktisch unverändertes Serumeiweißbild 1½ Monate nach Nierenvenendrosselung Alb.: 46,9%. Glob.: a_1: 12,6%, a_2: 7,6%, β_1: 26,0%, γ: 6,9%. Gesamteiweiß: 6,7 g-%

Venendrosselung praktisch keine Veränderungen des Serumeiweißbildes aufgetreten waren, konnten solche 7½—8 Monate nach der Drosselung sowie (Tage oder Monate) nach der kontralateralen Nephrektomie in allen untersuchten Fällen deutlich festgestellt werden (Abb. 10 u. 11, Tabelle 2): Die Albumine waren stark vermindert, die β-Globuline, in Einzelfällen auch die α_2-Globuline und oft auch die γ-Globuline vermehrt. Der tiefste Albuminwert, den wir beobachten konnten, trat bei einem Tier 2 Monate nach der kontralateralen Nephrektomie auf (21,4% Albumin bei 5,8 g-% Gesamteiweiß). — Das *Gesamtcholesterin* im Blut war bei den meisten Tieren nach der kontra-

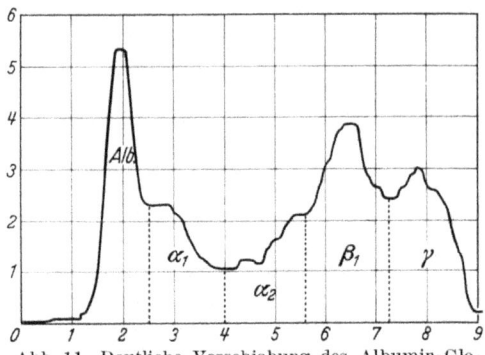

Abb. 11. Deutliche Verschiebung des Albumin-Globulin-Quotienten 8 Monate nach Nierenvenendrosselung. Alb.: 21,4%. Glob.: a_1: 15,6%, a_2: 14,1%, β_1: 28,1%, γ: 20,8%. Gesamteiweiß: 5,8 g-%

Tabelle 2. *Durchschnittswerte der Serumeiweißfraktionen*

	Gesamt- eiweiß g-%	Albumin %	a_1-Glob. %	a_2-Glob. %	β-Glob. %	γ-Glob. %
Normal[1]	6,2	43,9	13,3	12,2	21,9	8,7
1½ Monate nach VD	6,1	44,3	11,7	6,8	23,4	14,2
7½ Monate nach VD	6,2	29,1	16,5	9,0	28,4	17,0
4 Tage nach KN	5,6	27,9	14,6	13,3	26,2	18,0
2½ Monate nach KN	5,9	36,7	14,0	6,5	33,6	9,2

VD Venendrosselung, KN kontralaterale Nephrektomie.
[1] Nach BAUMANN.

Tabelle 3. *Durchschnittswerte für Blutcholesterin*

Normal	77 mg-%
Nach 1½ Monaten	74 mg-%
Nach 7½ Monaten	71 mg-%
2½ Monate nach KN	102 mg-%

KN kontralaterale Nephrektomie

Tabelle 4. *Durchschnittswerte für Rest-N*

Normal	38,5 mg-%
Nach 1½ Monaten	33 mg-%
Nach 7½ Monaten	33 mg-%
4 Tage nach KN	308 mg-%
2½ Monate nach KN	40 mg-%

KN kontralaterale Nephrektomie

lateralen Nephrektomie geringgradig erhöht (höchster Wert 156 mg-%); bei den übrigen Tieren waren die gefundenen Werte im Bereich der Norm (Tabelle 3). — Auch die *Rest-N-Werte* hielten sich, außer bei denjenigen Tieren, die eine Schrumpfniere aufwiesen und einige Tage nach der kontralateralen Nephrektomie an Urämie gestorben waren, innerhalb der Norm (Tabelle 4). — 1 bis 3 bis 6 Tage nach der kontralateralen Nephrektomie war der *Blutdruck* bei fast der Hälfte dieser Tiere (18% aller Versuchstiere) mehrmals stark erhöht. Bei den Tieren, welche nicht

wegen Urämie ad exitum gekommen waren, kehrte er im Laufe der nächsten Tage bis Wochen zur Norm zurück. 8 der übrigen Tiere (17%) zeigten je 1mal interkurrent einen hypertonischen Wert. Alle vorhergehenden und alle folgenden Messungen zeigten aber, wie bei allen übrigen Tieren (65%) Werte unter 140 mm Hg.
— Das Verhältnis des *Herzgewichtes* (mg) zum Körpergewicht (g), das normalerweise 3,37 (nach HERMANN et al.) beträgt, zeigte in unserem Versuch einen durchschnittlichen Wert von 3,22. Er hielt sich also innerhalb der Norm. Nur bei den 3 Tieren mit subakuter Glomerulonephritis war dieser Quotient deutlich erhöht (5,0 bzw. 4,42 bzw. 4,06).

Diskussion

Die Ergebnisse unserer *morphologischen* Untersuchungen zeigen, daß sich nach schwerer chronischer venöser Stauung eine Schrumpfniere entwickelt, die neben der ins Auge springenden Tubulusatrophie und neben der Sklerose des Interstitiums charakteristische Veränderungen am Glomerulum aufweist: Schwellung des intercapillären Mesoangiums, Verdickung der Basalmembran der Schlingen, Vergrößerung der Deckzellen.

Obgleich weder in der Nephrosedefinition F. v. MÜLLERs (1905) („Nierenkrankheiten primär nicht-entzündlicher Natur") noch in derjenigen FAHRs (1925) („alle primär-degenerativen Erkrankungen, die sich am Glomerulum und am Kanälchensystem abspielen") eine Lokalisation des pathologischen Prozesses innerhalb der Niere präjudiziert worden ist, verband man später lange Zeit den Nephrosebegriff mit einer primären oder reinen Tubulusveränderung. 1937 wies dann RANDERATH darauf hin, daß das wesentliche pathologisch-anatomische Kennzeichen der Nephrose eine „Verbreiterung des Grundhäutchens" (des Glomerulums) sei und definierte die Nephrosen als „primäre Durchtrittsänderungen durch die Glomerulumcapillaren". ZOLLINGER (1945) faßte die „Grenzflächenstörungen im Sinne des pathologisch veränderten Durchtritts von Eiweiß und Blutflüssigkeit durch die Gefäß-, besonders die Capillarwände" als *Dysorosen* zusammen und grenzte sie gegen die Entzündungen ab. Im gleichen Jahr zeigte er an Hand von autoptisch festgestellten wie experimentell erzeugten Nephrosen, daß die typischen Glomerulumveränderungen in einer Verbreiterung von Mesoangium und Schlingenmembran, einer leichten Vermehrung der Mesoangiumzellen sowie in Schwellung und Degeneration des Kapselepithels bestehen. In unseren Versuchen haben sich diese für eine Glomerulonephrose typischen Veränderungen ebenfalls eingestellt. Andere Autoren beschrieben gleichartige Befunde (im Tierexperiment: LAGRUE et al., OMAE et al., beim Menschen zahlreiche der in der Zusammenstellung von SAMARCQ et al., aufgeführten Autoren, weiter STAEMMLER und HASSON et al.). Bei dem von POLLAK et al. mitgeteilten Fall eines 35jährigen Mannes, der an Nierenvenenthrombose mit nephrotischem Syndrom erkrankte, konnte an Hand von mehreren Nierenbiopsien eine deutliche, im Laufe der Zeit zunehmende Verdickung der Schlingenmembranen beobachtet werden. BRUMFITT u.

O'BRIEN fanden dagegen keine Veränderungen der Glomerula. Ältere Autoren haben sowohl bei der experimentellen (BUCHWALD u. LITTEN) als auch bei der spontanen Nierenvenenthrombose (HERZOG) auf die sehr geringe Schädigung am Glomerulum hingewiesen. Allerdings standen ihnen noch nicht unsere modernen Methoden — insbesondere die PAS-Färbung — zur Verfügung.

Das *klinische Bild* der Nierenvenenthrombose ist abhängig von der Geschwindigkeit der Ausbildung und Ausbreitung der Thrombose. Während bei einer sich schnell entwickelnden Thrombosierung Oligurie und Anurie im Vordergrund stehen, kann sich bei langsamem Verlauf ein typisches nephrotisches Syndrom ausbilden (SARRE). Mit gewissen Einschränkungen entsprechen unsere an Ratten erhobenen Befunde dem beim Menschen beobachteten nephrotischen Syndrom. Besonders nach dem 2. Monat beobachteten wir eine deutliche Proteinurie. In den Versuchen von ROWNTREE et al. am Hund bestand eine vom Grad der Stauung abhängige Proteinurie. OMAE et al. stellten bei der Ratte schon während der ersten 15 Tage nach subtotaler Nierenvenenligatur einen renalen Eiweißverlust von 150 mg pro die fest, nach kontralateraler Nephrektomie stieg er sogar auf bis 660 mg täglich an. Nach doppelseitiger partieller Nierenvenenligatur am Kaninchen betrug der Eiweißverlust 0,5—3 g pro Liter (LAGRUE et al.). Wurde den Kaninchen nur 15prozentiges Salzwasser als Flüssigkeit zugeführt, beobachteten diese Untersucher noch eine viel stärkere Eiweißausscheidung. Wenn sich auch in unseren Ergebnissen die Werte für das Gesamteiweiß noch an der unteren Grenze der Norm befinden und nur in Einzelfällen stark vermindert sind, so tritt dafür die Verschiebung des Albumin-Globulin-Quotienten der Serumeiweiße in allen untersuchten Spätfällen deutlich in Erscheinung. In einer kürzlich aus unserem Institut erschienenen Arbeit teilte BAUMANN die elektrophoretischen Normalwerte des Serumeiweißes von Ratten mit. Da wir unter denselben äußeren Bedingungen gearbeitet und ein technisch gleichartiges Verfahren angewendet haben, können wir unsere Ergebnisse mit den Normalwerten BAUMANNs vergleichen (Lit. über Elektrophorese s. dort). In unseren Versuchen weichen die einzelnen Globulinfraktionen etwas vom typischen Bild des nephrotischen Symptomenkomplexes beim Menschen (nach WUHRMANN u. WUNDERLY) ab: die Vermehrung der β-Globuline erreicht in unseren Fällen keine so extrem hohen Werte wie beim Menschen; auch fehlt die Verminderung der γ-Globuline, diese sind im Gegenteil oft deutlich vermehrt. Diese Diskrepanz ist auch LAGRUE et al. nach doppelseitiger partieller Nierenvenenligatur am Kaninchen aufgefallen. Nachdem sie aber den Versuchstieren während 14 Tagen Desoxycorticosteron zugeführt haben, war das elektrophoretische Bild ganz ähnlich verändert wie beim nephrotischen Syndrom des Menschen. Eine massive Hypercholesterinämie ist in ihren Versuchen ebenfalls erst nach Desoxycorticosteron-Zufuhr aufgetreten. Wenn wir unsere Versuche, bei denen keine deutliche Hypercholesterinämie und keine γ-Globulinverminderung im Blutserum festgestellt wurden, mit diesen letzten Resultaten von LAGRUE et al. vergleichen, stellt sich die Frage, wie weit vielleicht doch die Nebenniere bei Zustandekommen des Vollbildes des nephrotischen Syndroms eine zum mindesten unterstützende Rolle spielt (vgl. dazu auch KÜCHMEISTER u. PENTZ).

Daß in unseren Versuchen wie auch in denjenigen von LAGRUE et al. und OMAE et al. keine Ödeme aufgetreten sind, dürfte wenigstens teilweise damit zusammenhängen, daß die Hypoalbuminämie und damit der colloid-osmotische Druck nicht genügend tief gewesen sind.

Mit Ausnahme von PEDERSEN, BELL und FRIEDBERG stellten auch die übrigen Untersucher wie wir keine Entwicklung einer Hypertonie fest.

Gesamthaft betrachtet ist es uns somit gelungen, vermittels einseitiger Nierenvenendrosselung bei der Ratte eine Glomerulonephrose im pathologisch-anatomischen Sinn sowie eine distal-tubuläre Atrophie zu erzeugen und klinisch ein Teilbild des nephrotischen Syndroms hervorzurufen (massive Proteinurie, Hypoalbuminämie bei gleichbleibendem Blutdruck). Dies war durch rein mechanische Beeinflussung der Blutzirkulation der Niere möglich. Die während längerer Zeit bestehende schwere venöse Stauung führte zu einer starken Dilatation der Glomerulumschlingen mit verzögerter Blutdurchströmung. Dadurch kam es zu einer hypoxischen Schädigung der Schlingen, als deren Folge wir die Permeabilitätsstörung auffassen. Diese trat pathologisch-anatomisch in Form einer Glomerulonephrose und klinisch durch eine Proteinurie in Erscheinung. Auf der anderen Seite sind die Tubuli ebenfalls der Hypoxie ausgesetzt. Sie werden atrophisch und dürften daher kaum mehr imstande sein, Eiweiß zurückzuresorbieren. Der ungünstigen Gefäßversorgung (durch die vasa recta) wegen sind die papillennahen Tubulusabschnitte besonders stark der venösen Stauung ausgesetzt. Wie die Elektrophoresen der Bluteiweiße zeigen, scheint der renale Eiweißverlust vor allem auf Kosten der feindispersen Albumine erfolgt zu sein. Dabei spielt die verminderte Eiweißrückresorption durch die Tubuli gegenüber der vermehrmehrten glomerulären Filtration eine untergeordnete Rolle (RANDERATH, CHINARD et al.).

Im übrigen stellt sich bei der *cardialen Stauungsalbuminurie* ein ganz analoges Problem wie beim nephrotischen Syndrom nach Nierenvenenthrombose. Als Folge einer chronischen Stauung im großen Kreislauf kann eine Proteinurie auftreten. Ist die Stauung besonders schwer — wie bei der Pericarditis constrictiva — kann es sogar zur Ausbildung eines nephrotischen Syndroms kommen (BLAINEY et al.). Wir wären keineswegs erstaunt, wenn sich bei solchen Fällen von kardial bedingter venöser Nierenstauung histologisch ebenfalls eine Glomerulonephrose nachweisen ließe. Allerdings müßte diese von der Hg-Lipoidnephrose (ZOLLINGER) abgegrenzt werden, welch letztere infolge einer länger dauernden Behandlung mit Quecksilberdiuretika auftritt. Wir werden in einer späteren Arbeit auf dieses Problem zurückkommen.

Im Folgenden wenden wir uns nochmals den 3 Fällen von *einseitiger subakuter Glomerulonephritis* zu, die in unseren Versuchen aufgetreten sind. Die Nierenveränderung entspricht weitgehend der intracapillaren Glomerulonephritis beim Menschen und ist histologisch identisch mit der von WAGENHÄUSER u. a. bei der Ratte erzeugten Masuginephritis (vom 22. Tag). Da wir kein nephrotoxisches Serum zugeführt haben, können wir uns diese Bilder nur dadurch erklären, daß eine gewisse Neigung zur Spontanglomerulitis bei chronisch venöser Stauung besteht. Dafür spricht die Tatsache, daß diese entzündlichen Glomerulumveränderungen nur in der gedrosselten Niere aufgetreten sind, während die nichtgedrosselten gegenseitigen Nieren unverändert waren. Am Kaninchenohr hat GOLDSAND im Masugiversuch durch Erzeugung einer venösen Stase ein längeres Verweilen des nephrotoxischen Serums erreicht und in der Folge eine der akuten diffusen Glomerulonephritis analoge entzündliche Reaktion der Ohrcapillaren hervorgerufen. Wie weit eine venöse Stase der Niere die Neigung zur Entwicklung einer spontanen oder durch nephrotoxisches Serum hervorgerufenen akuten Glomerulonephritis erhöht, muß in weiteren Versuchen abgeklärt werden.

Zusammenfassung

Eine über Wochen oder Monate bestehende einseitige *Nierenvenendrosselung* führte bei der Ratte zu einer deutlichen Gewichtsverminderung der gedrosselten Niere. Bei $1/3$ der Fälle entwickelte sich auf der Seite der Drosselung eine Schrumpfniere. Histologisch besteht das Bild einer nahezu reinen Glomerulumniere, da die Kanälchen hochgradig atrophisch sind. Die Marktubuli sind zudem oft stark dilatiert und mit Eiweißcylindern angefüllt. Besonders charakteristisch ist die *Glomerulonephrose*, die sich in einer Verbreiterung von Mesoangium und Schlingenmembran sowie einer leichten Schwellung und Vermehrung der Deckzellen äußert. Die Schlingencapillaren sind deutlich dilatiert.

Mehrere Monate nach der Drosselung zeigten alle untersuchten Tiere das Teilbild eines *nephrotischen Syndroms:* massive Proteinurie, angedeutete Hypoproteinämie, deutliche Hypoalbuminämie, geringgradige Vermehrung der α_2- und der β-Globuline. Die γ-Globuline waren jedoch nicht vermindert, das Gesamtcholesterin im Blut in den meisten Fällen nicht erhöht.

Nach kontralateraler Nephrektomie kamen diejenigen Tiere, die eine Schrumpfniere entwickelt hatten, an Urämie ad exitum. Nur bei diesen

Tieren wurde ein terminaler Blutdruckanstieg beobachtet. Bei den übrigen entwickelte sich keine Hypertonie.

3mal wurde in der gedrosselten Niere eine spontane subakute Glomerulonephritis als Zufallsbefund festgestellt.

Literatur

ARNHOLDT, F., u. A. MIRA-LLINARES: Über die Nierenvenenthrombose. Urol. int. (Basel) **5**, 274 (1957).

BAUMANN, U.: Histologische, blutchemische und elektrophoretische Untersuchungen über die Masuginephritis der Ratte bei gleichzeitiger bakterieller Infektion. Schweiz. Z. Path. Bakt. **22**, 789 (1959).

BELL, A. T., and A. H. PEDERSEN: The causes of hypertension. Ann. intern. Med. **4**, 227 (1930).

BLAINEY, J. D., J. HARDWICKE and A. G. W. WHITFIELD: The nephrotic syndrome associated with thrombosis of the renal veins. Lancet **1954/II**, 1208.

BRUMFITT, W., and W. O'BRIEN: Renal vein thrombosis with nephrotic syndrome and renal failure. Brit. med. J. **2**, 751 (1956).

BUCHWALD, A., u. M. LITTEN: Über die Strukturveränderungen der Niere nach Unterbindung ihrer Venen. Virchows Arch. path. Anat. **66**, 145 (1876).

BYROM, F. B., and C. WILSON: Plethysmographic method for measuring systolic blood pressure in intact rat. J. Physiol. (Lond.) **93**, 301 (1938).

CASTER, W. O., J. PONCELET, A. B. SIMON and W. D. ARMSTRONG: Tissue weights of the rat. Proc. Soc. exp. Biol. N. Y. **91**, 122 (1956).

CHINARD, F. P., H. D. LAUSON, H. A. EDER, R. L. GREIF and A. HILLER: A study of the mechanism of proteinuria in patients with the nephrotic syndrome. J. clin. Invest. **33**, 621 (1954).

FAHR, TH.: Handbuch der speziellen pathologischen Anatomie und Histologie. Bd. VI, 1, S. 172. Berlin: Springer 1925.

FRIEDBERG, L.: The effect of renal vein occlusion on the blood pressure of the dog. Amer. Heart. J. **28**, 786 (1944).

GOLDSAND, R.: Über die Gefäßveränderungen des Kaninchenohrs, hervorgerufen durch nephrotoxisches Entenserum (sog. Masugiversuch). Dissertation. Zürich: Juris-Verlag 1954.

HARRISON, C. V., and R. E. STEINER: Clinical aspects of renal vein thrombosis. Quart. J. Med. **25**, 285 (1956).

HASSON, J., J. I. BERKMAN, J. G. PARKER and H. RIFKIN: A clinicopathologic study of chronic renal vein thrombosis in adults. Ann. intern. Med. **47**, 493 (1957).

HERRMANN, G., G. DECHERD and P. ERHARD: Production of cardiac hypertrophie in rats. Proc. Soc. exp. Biol. N. Y. **47**, 464 (1941).

HERZOG, G.: Über hyaline Thrombose der kleinen Nierengefäße und einen Fall von Thrombose der Nierenvene. Beitr. path. Anat. **56**, 175 (1913).

KÜCHMEISTER, H., u. U. PENTZ: Die Entwicklung der klinischen Nephrose als hypadrenorenales Syndrom. Dtsch. Arch. klin. Med. **200**, 678 (1953).

LAGRUE, G., P. MILLIEZ, B. N. HALPERN et A. BRANNELEC: Etude expérimentale. J. Urol. méd. chir. **63**, 588 (1957).

LAGRUE, G., B. N. HALPERN, P. MILLIEZ et A. BRANNELEC: Influence du chlorure de sodium sur la production d'une albuminurie et d'un syndrome humoral lipidoprotidique par ligature partielle des veines rénales chez le lapin. C. R. Soc. Biol. (Paris) **151**, 81 (1957).

LAGRUE, G., B. N. HALPERN, A. BRANNELEC et P. MILLIEZ: Reproduction expérimentale du syndrome néphrotique par thrombose des veines rénales. J. Urol. méd. chir. **65,** 689 (1959).

MILLIEZ, P., G. LAGRUE, Y. DE BAROCHEZ et P. SAMARCQ: Aspects cliniques des thromboses des veines r nales. J. Urol. med. chir. **63,** 569 (1957).

OMAF, T., G. M. C. MASSON and A. C. CORCORAN: Experimental production of nephrotic syndrome following renal vein constriction. Proc. Soc. exp. Biol. N. Y. **97,** 821 (1958).

PEDERSEN, A. H.: A method of producing experimental chronic hypertension in the rabbit. Arch. Path. (Chicago) **3,** 912 (1927).

POLLAK, V. E., R. M. KARK, C. L. PIRANI, H. A. SHAFTER and R. C. MUEHRCKE: Renal vein thrombosis and the nephrotic syndrome. Amer. J. Med. **21,** 496 (1956).

RANDERATH, E.: Die Entwicklung der Lehre von den Nephrosen in der pathologischen Anatomie. Ergebn. allg. Path. path. Anat. **32,** 91 (1937).

RAYER, P.: Traité des maladies des reins. Paris. Bd. III, 591, 1839.

ROWNTREE, L. G., R. FITZ and J. T. GERAGHTY: The effects of experimental chronic passive congestion on renal function. Arch. intern. Med. **11,** 121 (1913).

SAMARCQ, P., G. LAGRUE et P. MILLIEZ: Etude anatomopathologique. J. Urol. méd. Paris **63,** 579 (1957).

SARRE, H.: Nierenkrankheiten. Stuttgart: Thieme 1958.

SELKURT, E. E., P. W. HALL and M. P. SPENCER: Response of renal blood flow and clearence to graded partial obstruction of the renal vein. Amer. J. Physiol. **157,** 40 (1949).

STAEMMLER, M.: Die Nierenvenenthrombose und ihre Folgen. Dtsch. Arch. klin. Med. **205,** 231 (1958).

WAGENHÄUSER, F.: Über die Besonderheiten der Masugi-Nephritis bei der Ratte. Schweiz. Z. Path. Bakt. **17,** 669 (1954).

WUHRMANN, F., u. CH. WUNDERLY: Die Bluteiweißkörper des Menschen. Basel: B:nno Schwabe 1947.

ZOLLINGER, H. U.: Die spontane und experimentelle Glumerulonephrose. Helv. med. Acta **12,** 23 (1945).

ZOLLINGER, H. U.: Die Dysorosen. Schweiz. med. Wschr. **36,** 777 (1945).

ZOLLINGER, H. U.: Autoptische und experimentelle Untersuchungen über Lipoidnephrose, hervorgerufen durch chronische Quecksilbervergiftung. Schweiz. Z. Path. Bakt. **18,** 155 (1955).

Dr. MARTIN MANN, Medizinische Abteilung, Kreisspital, Männedorf/ZH. (Schweiz)

Curriculum vitae

Am 22. 7. 1932 wurde ich in Zürich geboren. Hier besuchte ich die Primarschule und das Kantonale Gymnasium, wo ich 1951 mit der Maturität (Typus A) abgeschlossen habe. An der Universität Zürich habe ich 1952 bzw. 1954 die beiden propaedeutischen Examina abgelegt. Die 7 klinischen Semester absolvierte ich an den Universitäten von Genf, Paris und Zürich, wo ich im Frühjahr 1958 mit dem Staatsexamen abgeschlossen habe. Seither arbeite ich am Pathologischen Institut des Kantonsspitals St. Gallen.

GPSR Compliance
The European Union's (EU) General Product Safety Regulation (GPSR) is a set
of rules that requires consumer products to be safe and our obligations to
ensure this.

If you have any concerns about our products, you can contact us on

ProductSafety@springernature.com

In case Publisher is established outside the EU, the EU authorized
representative is:

Springer Nature Customer Service Center GmbH
Europaplatz 3
69115 Heidelberg, Germany

www.ingramcontent.com/pod-product-compliance
Ingram Content Group UK Ltd.
Pitfield, Milton Keynes, MK11 3LW, UK
UKHW021903240426

12048UKWH00037B/1252